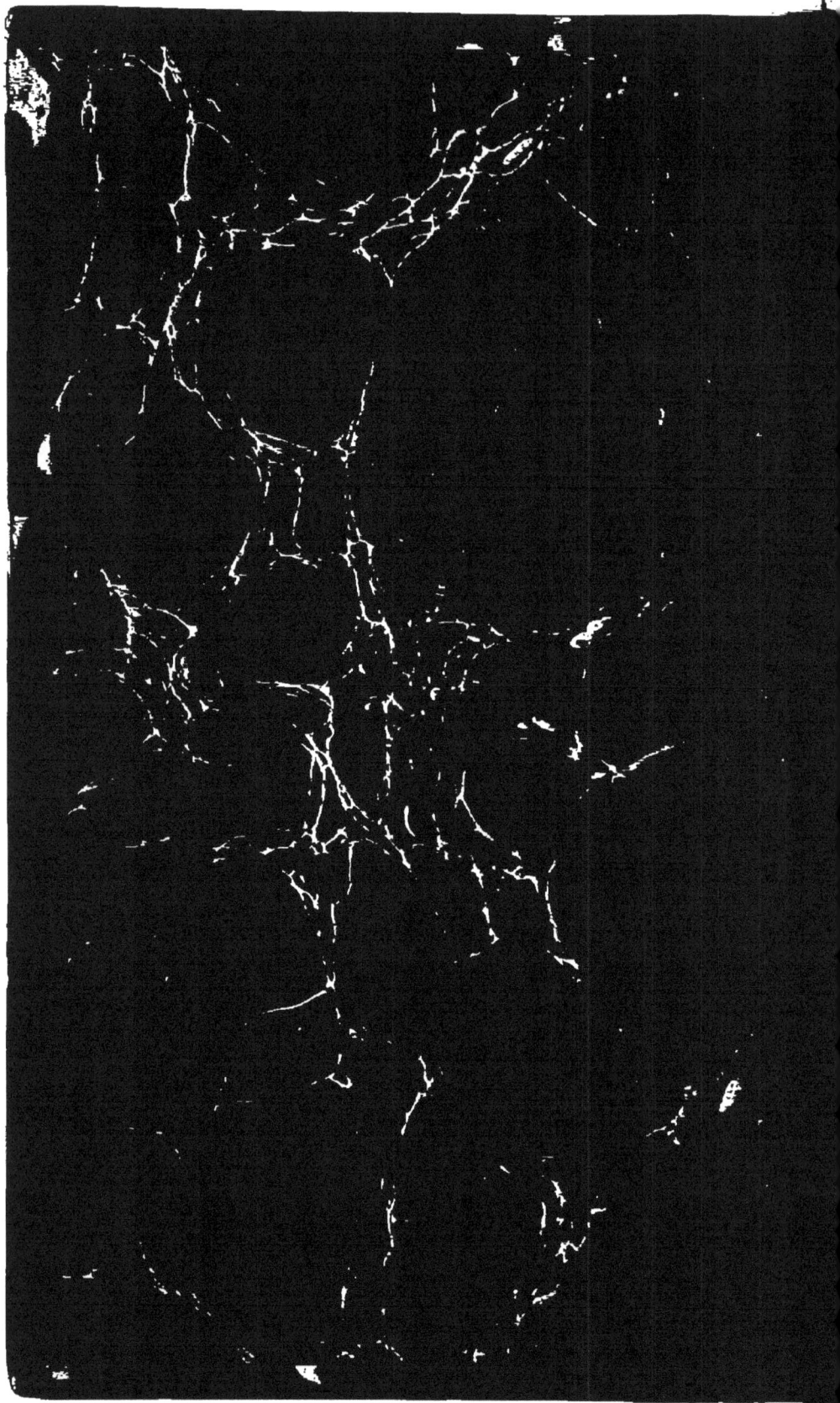

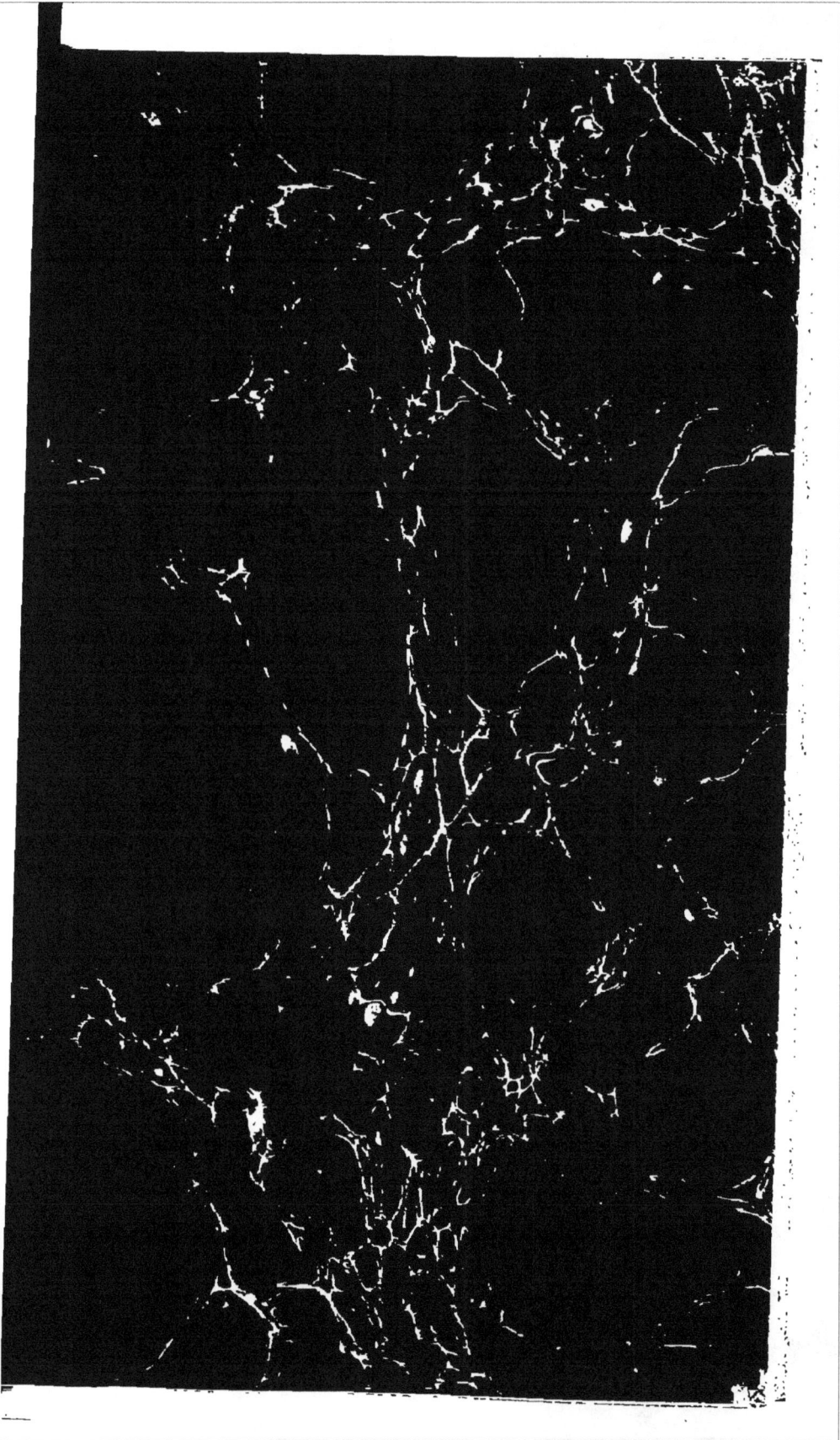

$$T_c \, {}^{41}_{45}$$

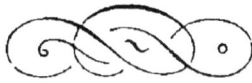

DE LA SALUBRITÉ

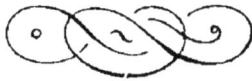

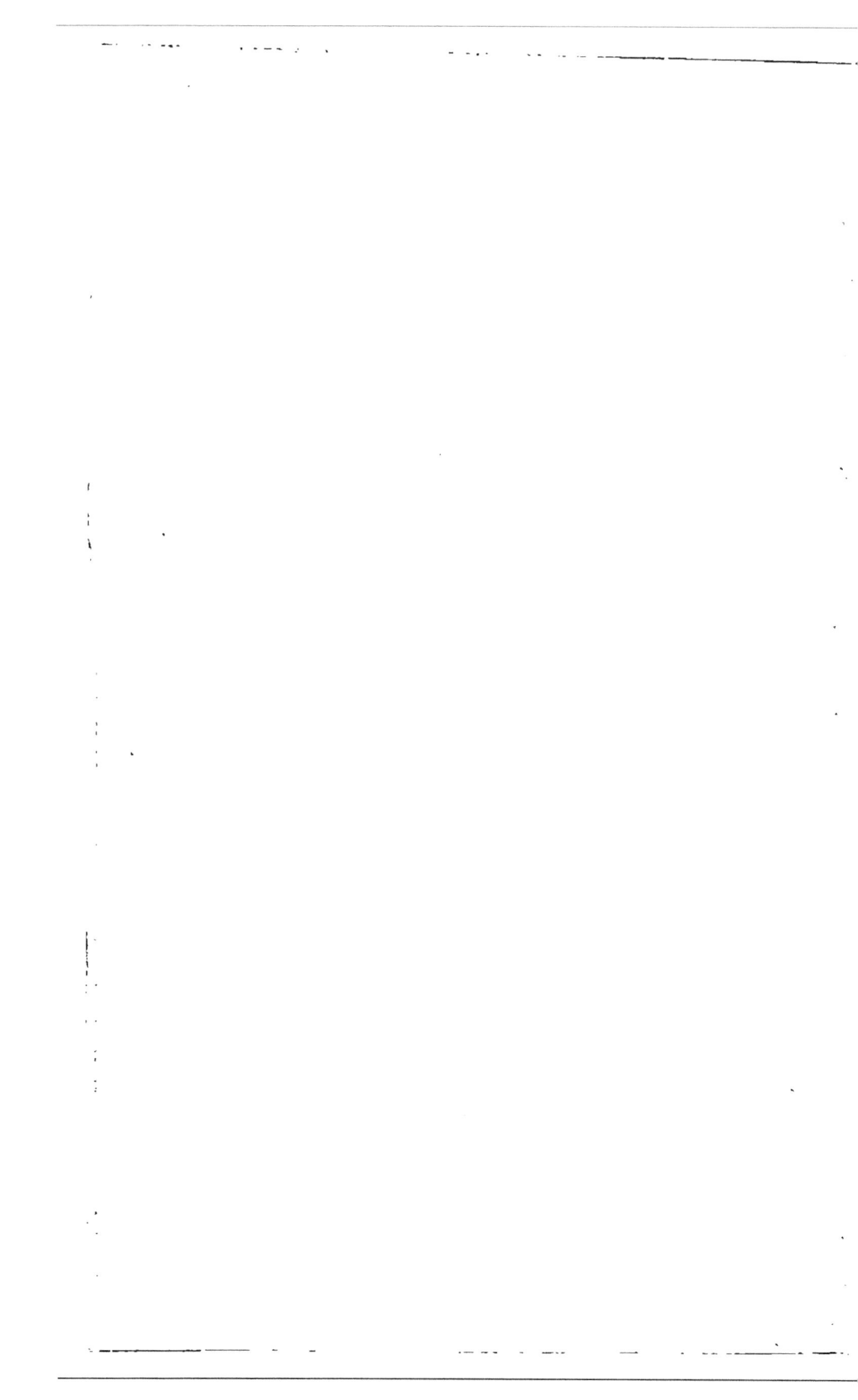

DE LA SALUBRITÉ

DANS LIMOGES

ET

DANS LES ENVIRONS DE CETTE VILLE,

PAR

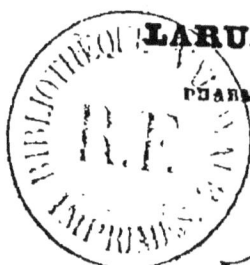

LARUE-DUBARRY,

PHARMACIEN-CHIMISTE.

PRIX : 50 CENTIMES.

LIMOGES.

CHEZ { L'AUTEUR, place de la Poissonnerie, 3.
Th. MARMIGNON, place des Bancs, 23.

—

1849.

Imprim. H. Ducourtieux , place de la Poissonnerie, 6.

LA salubrité est une science qui a pour but de rendre la vie plus facile, plus confortable et plus longue; elle fait une étude spéciale des agents extérieurs qui peuvent être incommodes, nuisibles et dangereux à l'organisation humaine; elle s'occupe surtout de rechercher les causes qui altèrent la composition de l'atmosphère, et transforment en un poison lent l'air dont s'alimente la vie de l'homme.

Prenant pour base ces principes, je vais tâcher de décrire toutes les causes d'insalubrité dans Limoges et dans les environs de cette ville, et faire connaître les moyens de les corriger, ou du moins de les atténuer.

CONDITIONS SANITAIRES

DE

LA VILLE DE LIMOGES.

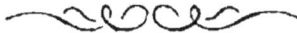

Limoges, bâtie sur le penchant d'une colline que baignent les eaux de la Vienne, arrosée par plusieurs sources limpides et abondantes, serait dans les meilleures conditions de salubrité, si on n'y trouvait çà et là des quartiers couverts de mâsures sombres et humides, infectés par des eaux croupissantes, qui corrompent l'air et le rendent dangereux pour ceux qui le respirent. Des magistrats éclairés et animés de l'amour de leurs semblables devraient considérer comme le premier de leurs devoirs de donner à leurs administrés une circulation commode et un air sain ; ils

devraient exercer dans la ville une surveillance incessante, et s'occuper de rendre la
condition des ouvriers moins mauvaise en
mettant à leur disposition des demeures sa-
lubres. Des administrateurs qui s'occupe-
raient spécialement des affaires de la commune, qui banniraient la politique de leurs
délibérations, seraient, à mon avis, les
vrais, les dignes représentants de la cité.
A l'époque actuelle, où tout le monde fait
de la philanthropie en paroles, où l'on
discute beaucoup sur le droit au travail,
sur les associations entre maîtres et ouvriers, où l'on s'occupe tant d'améliorer le
sort des classes laborieuses, toujours en
paroles, il me semble qu'on devrait bien
commencer par leur donner de l'air à ces
classes qui végétent au milieu de nos
quartiers fangeux ; mais, malheureusement
pour la société, les grands philanthropes
du jour ont souvent le mot fraternité sur
les lèvres, tandis que l'orgueil et l'ambi-
tion remplissent seuls leur cœur!

QUARTIER DE LA VIEILLE-MONNAIE.

Ce quartier, dont les principales artères sont les rues du Verdurier et du Canard, est borné au nord-ouest par la rue du Collége, au sud-est par le boulevard de la Promenade, au sud-ouest par la rue Manigne, et au nord-ouest par les rues Andeix-Manigne et Raffilloux ; il a la forme d'un parallélogramme ; c'est un des plus populeux et en même temps des plus insalubres de Limoges : le sol y est imprégné de matières organiques en putréfaction, les immondices séjournent sur la voie publique, le pavé est garni de cavités remplies d'eaux puantes ; les escaliers des maisons sont raides, étroits, souvent obscurs et quelques fois encombrés d'ordures ; les boutiques, noires, humides, sont mal ventilées ; les latrines manquent ou sont d'une insigne malpropreté et ne contribuent pas peu à vicier l'air atmosphérique. Dans ce pays de boue, les affections scrofuleuses, les phthisies pulmonaires et les fièvres intermittentes sont pour ainsi dire endémiques. Et en peut-il être autrement !

1.

L'air, cet aliment essentiel de la vie de l'homme, est corrompu ; des miasmes infects détruisent l'harmonie de ses éléments constituants ; la proportion de l'oxigène diminue en même temps que celles de l'azote et de l'acide carbonique augmentent, et l'action délétère de ces deux derniers gaz est souvent compliquée par la présence de l'hydrogène sulfuré.

Il ne sera peut-être pas inutile de donner ici la composition de l'atmosphère et de faire connaître les corps qui le composent.

Nous vivons dans un milieu qu'on appelle *air*, *atmosphère* ou *air atmosphérique;* l'air, à l'état de pureté, est un fluide invisible, transparent, sans odeur ni saveur, pesant, compressible, élastique ; il forme autour de la terre une couche d'environ quinze à seize lieues de hauteur ; il est constamment composé de 0,79 d'azote, 0,21 d'oxigène, et d'une quantité d'acide carbonique infiniment petite et qui varie selon les saisons. En dehors de ces proportions, l'air cesse d'être respirable. Ce fluide est toujours mélangé avec de l'eau en vapeur, dont la proportion varie beaucoup, suivant la température et l'état de la surface du globe.

L'*azote* est un gaz qui éteint les corps en combustion et asphyxie les animaux ; son nom dérive du grec *azón* (*qui prive de la vie.*)

L'*acide carbonique*, appelé aussi *acide méphitique*, éteint les bougies allumées et asphyxie les animaux ; c'est ce gaz qui tue les quadrupèdes qui pénètrent dans la grotte du Chien, à Pouzzoles, dans le royaume de Naples.

L'*oxigène* est la partie respirable de l'air; il est la condition indispensable de la combustion, un des excitants les plus actifs de la force vitale, du mouvement musculaire et de la germination ; il est caractérisé surtout par la propriété qu'il a de faire brûler avec vivacité les corps combustibles, et de rallumer ceux qui présentent quelque point en ignition ; comme élément de l'air, dans sa combinaison avec l'azote, celui-ci a pour mission de modifier sa trop grande activité. D'après ces données, on conçoit aisément que si les proportions d'azote et d'acide carbonique augmentent d'une manière notable, l'air se vicie et devient un poison lent.

QUARTIER DE LA BOUCHERIE.

Cette partie de la ville se compose d'une rue principale qui la traverse de l'est à l'ouest, et de beaucoup de petites rues étroites, sales, mal pavées.

La Boucherie est un foyer d'infection en permanence. Les maisons, on ne peut plus mal bâties, sont graisseuses dans toutes leurs parties; elles renferment des tas de fumiers et des débris d'animaux en putréfaction, qui répandent leur mauvaise odeur dans les rues circonvoisines; les boutiques, qui servent en même temps de cuisine et d'atelier pour la fonte des graisses, sont d'une insigne malpropreté.

Les auvents qui ombragent les étaux sont aussi une cause d'insalubrité; ils empêchent le soleil de pénétrer dans les boutiques, et sont un obstacle au renouvellement de l'air. Enfin, on trouve sous le même toit, dans un espace étroit et mal aéré, un magasin, une fonderie de suif, une écurie, une étable, des fumiers et des chambres où logent des êtres humains!

Je ne sais, en vérité, de quoi il faut le plus s'étonner, ou de la négligence des bouchers, ou de l'incurie de l'administration qui tolère un pareil état de choses : un magasin de viande devrait être fermé au moyen d'une grille en fer qui donnerait une libre circulation à l'air atmosphérique ; le sol devrait être couvert de larges dalles en granit, et les murailles de marbre ou d'une bonne boiserie en planches de chêne ; dalles et boiserie devraient être lavées tous les jours, ou au moins deux fois par semaine. Je dois ajouter, et j'espère que messieurs les bouchers ne m'en sauront pas mauvais gré, car je remplis ici un devoir d'humanité qui n'a pour mobile aucun intérêt particulier ; si les nombreux habitants de ce quartier observaient mieux les lois d'hygiène et de salubrité, les maladies seraient chez eux moins fréquentes ; ils n'auraient pas si souvent la douleur de se séparer d'un des leurs ; d'un autre côté, ils auraient moins de visites de médecin et moins de comptes de pharmacien à payer.

QUARTIER VIRACLAUD.

La prostituée, à la démarche hardie, au regard lubrique et provoquant, au teint couperosé, au langage obscène est ici dans sa propriété ; c'est dans ce quartier qu'elle exerce son *état*, sous la surveillance, ou mieux sans la surveillance, mais avec la protection de la police ; malheur au novice qui s'engage dans cette *Cour des Miracles ;* il est aussitôt entouré et entraîné dans une de ces boutiques d'infamie.

Le virus syphilitique est légalement domicilié dans la rue Viraclaud, et, il faut le dire bien haut, l'autorité n'a encore rien fait pour l'en chasser, elle n'a pris aucune mesure préservatrice ; les visites médicales ne se font pas régulièrement, et il est facile aux filles de s'y soustraire. Les gens de la police, dirigés par des commissaires d'une incapacité notoire *, semblent favoriser les

---

* Il ne peut être question ici de M. Tacy, dont l'auteur apprécie les talents spéciaux.

infractions aux règlements, au lieu de les réprimer : *Oculos habent et non videunt;* les prostituées se promènent, arrêtent les passants et concluent sur la voie publique des marchés honteux. Cependant la santé publique est gravement compromise, et si on consulte les registres de l'administration de l'hopital, on sera effrayé des ravages que fait la syphilis. A mon avis, la surveillance des prostituées ne saurait être ni trop active, ni trop sévère, et j'ai la ferme espérance que M. Lasserre, notre *nouveau maire*, voudra bien s'occuper des détails de ce service, qui intéresse à un si haut degré la santé des citoyens.

HALLE AUX POISSONS.

Une des améliorations les plus urgentes est la construction d'une Poissonnerie qui réponde aux besoins de la population et aux lois de la salubrité. La halle actuelle, qui fut considérée comme monument public* par le comité de Février, qui avait pour président M. Bac, est une espèce de hangar, placé au milieu d'une rue très passagère dont il gêne la circulation. Le sol de ce bâtiment est irrégulier, mal pavé et imprégné de matières animales en putréfaction, qui proviennent des débris de poissons qu'on y laisse séjourner et des eaux de morue qu'on y répand. En été, et même souvent en hiver, la Poissonnerie est un foyer d'infection qui, non-seulement est incommode, mais qui, dans certaines circonstances, peut devenir très dangereux pour les habitants de ce quartier populeux.

TANNERIES.

Il suffit de traverser la rue dite des Tanneries pour comprendre combien il y a de graves inconvénients à conserver dans l'intérieur de la ville des établissements de ce genre; cette industrie a toujours été

* On lit au-dessus de la principale porte de cette halle : LIBERTÉ, ÉGALITÉ, FRATERNITÉ.

considérée comme très insalubre par les hommes qui s'occupent d'hygiène publique, et comme telle reléguée loin des centres de population.

ÉGOUTS.

Les égouts de Limoges sont insuffisants ; leurs orifices sont généralement trop étroits, et les pavés ne sont pas toujours bien disposés pour l'écoulement des eaux ; aussi dans les grands orages voyons-nous des quartiers entièrement inondés.

HOPITAL GÉNÉRAL.

Après avoir visité l'Hôpital, on est tenté de dire avec M. de Thou : *Urbs antiquæ parcimoniæ*. C'est une grande maison de triste apparence, faite de pièces et de morceaux, et pour l'édification de laquelle on n'a eu égard ni aux règles d'architecture, ni aux lois hygiéniques; faite pour le pauvre, elle est pauvrement bâtie.

La première chose qui frappe la vue en

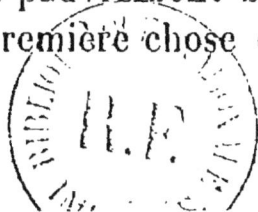

entrant dans la principale cour de ce vaste
établissement, c'est le mot *morgue* qu'on
lit sur une muraille qui se trouve juste en
face de la grande porte d'entrée. A coup
sûr, on n'a pas consulté un médecin quand
on a placé là cette enseigne funèbre ; on l'a
encore bien moins consulté lorsqu'on a
établi le dépôt des cadavres dans la partie
la plus centrale et la plus fréquentée de
l'Hospice : la vue continuelle du lieu où l'on
dépose les restes de ceux qui succombent
à leurs infirmités, peut impressionner d'une
manière fâcheuse l'imagination des malades;
d'un autre coté, les émanations putrides de
l'espèce la plus délétère qui se dégagent de
ce lieu infect, empoisonnent constamment
l'air déjà si insalubre de l'Hôpital.

les latrines ne présentent aucune garan-
tie de salubrité : elles sont mal construites,
mal ventilées, et répandent leur mauvaise
odeur jusqu'au milieu des salles. Dans tous
les cas, les déjections devraient être reçues
par des courants d'eau.

Les lavoirs intérieurs doivent aussi être
considérés comme malsains : dans un établissement hospitalier, tout foyer d'infection

doit être pourchassé, quel que soit son nom ;
avant tout, la salubrité de l'air que respirent les malades.

Les enfants et les vieillards infirmes ont
droit d'être dans un établissement isolé ;
Dieu ne les a pas créés pour qu'on les em-
poisonne lentement, en les forçant à respirer un air vicié par tant d'émanations
pestilentielles.

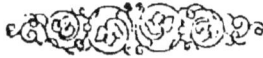

TABLEAU

DES

LIEUX INSALUBRES[*].

DÉSIGNATION DES LIEUX et des ÉTABLISSEMENTS.	INDICATION des CAUSES D'INSALUBRITÉ OU D'INCOMMODITÉ.
Allumettes chimiques (fabrique d').	Explosion et danger d'incendie.
Animaux élevés dans la ville.	Une tolérance coupable permet d'élever dans l'intérieur de la ville des pigeons, des poules et des lapins ; il est utile que la police sache que les déjections de ces animaux et la mauvaise odeur qu'elles répandent sont une cause de plus d'insalubrité.

[*] Ce tableau indique les rues, places, ateliers et établissements de la ville de Limoges qui sont insalubres, incommodes, ou dont le voisinage est dangereux.

DÉSIGNATION DES LIEUX et des ÉTABLISSEMENTS.	INDICATION des CAUSES D'INSALUBRITÉ OU D'INCOMMODITÉ.
Arbre-Peint (rue de l').	Mal pavée, boues en hiver, flaques d'eau infectes en été; allées et boutiques des maisons obscures et mal ventilées.
Artificiers.	Explosion et danger d'incendie.
Boucheries.	Malpropres; sol impreigné de matières animalisées; présence d'étables, de tas de fumiers et de débris d'animaux en putréfaction.
Canard (rue du).	Mal pavée; flaques d'eau croupie.
Carmélites (rue des).	Receptacle d'ordures.
Carmélites (rue Neuve-des-).	Encombrée de pierres et d'immondices.
Catherine (rue Ste-).	Cette rue est continuellement couverte de boues et d'eaux stagnantes.

DÉSIGNATION DES LIEUX et des ÉTABLISSEMENTS.	INDICATION des CAUSES D'INSALUBRITÉ OU D'INCOMMODITÉ.
Chadre (rue de la).	Étroite et infecte.
Chandelles (fabrique de).	Danger du feu et mauvaise odeur.
Cheval-Blanc (rue du).	Mal pavée ; maisons insalubres sous tous les rapports.
Ciriers.	Danger du feu.
Cité (rue de la).	Étroite, mal ventilée ; boutiques et allées des maisons obscures.
Clairettes (rue des).	Encombrée d'ordures et d'immondices de tous genres.
Colleforte (fabrique de).	Mauvaise odeur.
Corroyeurs.	Idem.
Écoles (rue des).	Petite rue étroite, mal pavée et mal ventilée.

DÉSIGNATION DES LIEUX et des ÉTABLISSEMENTS.	INDICATION des CAUSES D'INSALUBRITÉ OU D'INCOMMODITÉ.
Églises.	Les églises manquent de calorifères; leurs dalles sont humides et glacent, en hiver, les pieds des fidèles.
Fromages (dépôt de).	Mauvaise odeur.
Froment (rue).	Infecte; maisons de tolérance.
Gaz (établissement d'éclairage par le).	Mauvaise odeur; fumée.
Jauvion (rue).	Humide et exposée aux émanations de la boucherie.
Lansecot (rue).	Humide; allées des maisons et magasins obscurs; mauvaise odeur provenant des boucheries voisines.
Lansecot (rue Haut).	Petite, étroite et mal pavée.

DÉSIGNATION DES LIEUX et des ETABLISSEMENTS.	INDICATION des CAUSES D'INSALUBRITÉ OU D'INCOMMODITÉ.
Latrines.	Dans la plupart des maisons de Limoges, les latrines sont des foyers d'infection : les fosses sont généralement mal construites et laissent filtrer les liquides ; les cabinets sont sales et mal fermés ; l'air y est vicié et ne peut se renouveler.
Loi (rue de la).	Le pavé de cette rue est continuellement imprégné d'urine et de matières fécales.
Mallemanche (rue).	Succursale de la rue Viraclaud.
Notre-Dame-de-Lorette (cul de sac).	Il y a danger à habiter un pareil cloaque.

2

DÉSIGNATION DES LIEUX et des ÉTABLISSEMENTS.	INDICATION des CAUSES D'INSALUBRITÉ OU D'INCOMMODITÉ.
Notre-Dame-de-Lorette (rue).	Cette rue est continuellement arrosée par des eaux sales et puantes; les boutiques, les allées et les escaliers des maisons sont obscurs et infectés par toute sorte d'émanations délétères.
Pélisson (rue).	Le soleil ne pénètre jamais dans les bouges infects de cette venelle.
Petites-Maisons (rue des).	L'insalubrité de cette rue est augmentée par le voisinage d'un égout découvert.
Petit-Paris (rue du).	Mal pavée, sale et humide.
Poissonnerie actuelle.	Mauvaise odeur, miasmes dangereux; établissement insalubre au premier degré.

DÉSIGNATION DES LIEUX et des ÉTABLISSEMENTS.	INDICATION des CAUSES D'INSALUBRITÉ OU D'INCOMMODITÉ.
Porcelaine (fabrication de la).	Fumée dans le commencement du *petit feu*; danger d'incendie.
Sabots (fabrication des).	Beaucoup d'ateliers de sabotterie sont humides, obscurs et mal ventilés; ils sont surtout dangereux pour les enfants, qui y contractent des affections scrofuleuses.
Sorelas (rue).	Étroite et couverte d'immondices.
St-Esprit (rue du).	Les exhalaisons putrides des boucheries rendent cette rue très insalubre.
Suif (fonderies de).	Danger du feu.
Tanneries.	Odeur infecte : il y a danger à conserver des établissements de ce genre dans l'intérieur de la ville.

DÉSIGNATION DES LIEUX et des ÉTABLISSEMENTS.	INDICATION des CAUSES D'INSALUBRITÉ OU D'INCOMMODITÉ.
Temple (rue du).	L'élévation des maisons et la largeur de cette rue ne sont pas dans un rapport hygiénique et légal.
Tisserands.	Les ateliers de tissage sont généralement humides et privés de la lumière solaire : les ouvriers, obligés de se tenir constamment dans une position anormale et de respirer un air confiné, y contractent des maladies de poitrine et des affections scrofuleuses.
Trépassés (rue des).	Étroite, mal pavée, eaux stagnantes.
Vases de nuit vidés par les fenêtres.	Cet usage ignoble, que nos bons commissaires se gardent bien de contrarier, a pour effet de corrompre l'air, même dans les quartiers qui sont dans de bonnes condi-

DÉSIGNATION DES LIEUX et des ÉTABLISSEMENTS.	INDICATION des CAUSES D'INSALUBRITÉ OU D'INCOMMODITÉ.
	tions sanitaires. Il a aussi l'inconvénient d'exposer les passants à recevoir des douches en des moments inopportuns.
Verdurier (rue du).	Cette rue, à moitié dépavée, est un véritable cloaque; le soleil n'y pénètre jamais; les maisons manquent, pour la plupart, de latrines; tous les genres d'infections y sont accumulés; l'air miasmatique qu'on y respire produit la phthisie, les scrofules et abrège la vie. Au point de vue de l'hygiène, une rue est un grand canal ouvert au passage de l'air; mais on pourrait dire de la rue du Verdurier que c'est un canal fermé.
Vernis (fabrique de).	Odeur désagréable; danger du feu.

DÉSIGNATION DES LIEUX et des ÉTABLISSEMENTS.	INDICATION des CAUSES D'INSALUBRITÉ OU D'INCOMMODITÉ.
Verre (fabrication du)*.	Grande fumée ; danger d'incendie.
Vigenaud (rue).	Étroite, sale et puante.
Viraclaud (rue).	Quartier où le vice a établi son domicile légal ; foyer d'infection syphilitique.

* Depuis peu, on a établi une fabrique de verre dans l'intérieur de notre ville.

Après avoir signalé toutes les causes d'insalubrité qui existent dans notre ville, je vais m'occuper maintenant de rechercher et d'indiquer les moyens de remédier à cet état de choses. Je vais d'abord décrire les conditions sanitaires d'une maison, et je parlerai ensuite des travaux qu'on aurait à faire pour rendre sains les quartiers qui ne le sont pas.

CONDITIONS SANITAIRES

DES

Différentes parties d'une Maison.

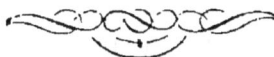

'AIR que nous respirons dans nos habitations doit être incessamment renouvelé, sans quoi il cesse bientôt d'entretenir la vie de l'homme, et devient positivement délétère. De là, l'impérieuse nécessité de donner issue à l'air vicié et d'ouvrir un large accès à l'air neuf; les portes, les fenêtres et les cheminées ont à remplir cette mission.

Le renouvellement de l'air des appartements doit être fait le matin, dans la saison d'été; et, pendant l'hiver, on attendra le milieu du jour, afin d'éviter les brouillards dont l'air du matin est chargé.

Fenêtres. — Pour que les fenêtres fonctionnent bien, sous le rapport hygiènique, il faut qu'elles soient en nombre suffisant, et qu'elles aient des dimensions convenables et en rapport avec la grandeur des appartements. Il est important de placer les portes en face des fenêtres : la circulation alors se fait bien de l'une à l'autre.

Boutique, Atelier. — Les boutiques et les ateliers insalubres sont ceux qui sont étroits, humides, mal ventilés et où le soleil ne pénètre jamais ; ils réunissent les conditions sanitaires désirables lorsqu'ils sont vastes, bien aérés et bien éclairés.

Chambre à coucher. — Elle est insalubre lorsqu'elle sert à faire la cuisine, lorsque les boiseries sont infectées de punaises, lorsqu'elle est obscure, étroite et mal aérée; elle doit être assez grande pour renfermer au moins 40 mètres cubes d'air pour chaque personne qui l'habite; il faut que les fenêtres soient largement percées et tournées au levant ou au moins au midi; dans aucun cas on ne doit y conserver des fleurs ou autres parties de plantes odorantes.

Cuisine. — Cette pièce est dans de bonnes conditions quand elle est vaste, bien ventilée, bien éclairée et que la cheminée ne fume pas; on ne doit pas y laisser séjourner de débris d'animaux ou de végétaux; les ustensiles de cuisine doivent toujours être luisants et bien étamés.

Latrines. — A Limoges les latrines sont généralement obscures et mal tenues; elles ont un aspect repoussant et dégagent des miasmes et des gaz délétères; ces émanations sont d'autant plus incommodes que l'air n'y est pas renouvelé. Un cabinet d'aisance ne devrait jamais avoir moins de deux mètres carrés d'espace; la lunette de-

vrait être formée d'une cuvette en faïence
en forme d'entonnoir, et fermée à sa base
au moyen d'un tampon métallique, monté
sur un ressort qui cèderait à la moindre
pression ; il devrait être blanchi à la chaux
au moins une fois chaque année, et lorsque la disposition des lieux ne permettrait
pas d'avoir une croisée communiquant
directement au-dehors, il faudrait établir
un tuyau ventilateur qui irait sortir sur la
toiture.

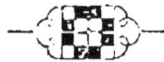

ASSAINISSEMENT

DE

LA VILLE DE LIMOGES.

DANS l'état où sont les finances de notre cité, il ne serait pas à propos de demander à l'administration de l'embellir avec des monuments de luxe ; mais on est en droit de réclamer l'assainissent des quartiers dont l'insalubrité est un danger permanent pour la population. Il ne faut pas, pour économiser quelques centaines de mille francs, livrer à une mort certaine le tiers de la population, si nous avions le malheur d'être visités par le choléra. J'espère que Dieu nous préservera de ce fléau ; mais il serait sage de se préparer à le recevoir, et de songer sérieusement aux ravages qu'il ferait s'il pénétrait dans la Boucherie et dans la Vieille-Monnaie, quartiers où la médecine serait impuissante à le combattre.

Il existe dans la plupart des grandes villes une institution qui rend des services immenses à la société, je veux parler des conseils de salubrité ; ils ont pour mission l'amélioration de la condition matérielle des classes laborieuses ; leur but spécial est de protéger le santé des citoyens contre les lieux et les établissements insalubres, leur devoir est de s'enquérir de toutes les causes d'insalubrité ou même d'incommodité, et d'en faire leur rapport à l'autorité.

Une des attributions les plus importantes d'un conseil de salubrité est celle qui a pour objet la visite et l'examen des boissons et des substances alimentaires : le résultat d'investigations de ce genre serait de nous faire manger du pain qui ne contiendrait pas de farine de fèves, d'empêcher les cabaretiers de vendre des liqueurs falsifiées et de l'eau-de-vie coupée, où l'on fait macérer du poivre pour lui donner le *feu* qui lui manque ; les épiciers vendraient moins d'huile d'œillette pour de l'huile d'olives, de vinaigre de *vitriol* pour du vinaigre d'Orléans, du sucre mélangé avec de la glucose pour du sucre de canne pur ; enfin les charcutiers cesseraient de débiter de la graisse de mauvaise qualité et renfermant beaucoup d'eau, en sorte que l'ouvrier qui achèterait cinq cents grammes de cette substance en aurait véritablement cinq cents grammes et non pas quatre cents grammes, plus cent grammes d'eau.

Si, comme je l'espère pour le bien-être des habitants, on établissait dans notre département un conseil de salubrité, il devrait être composé de quatre médecins, de quatre chimistes et d'un ingénieur ; il se réunirait tous les mois sous la présidence du préfet ou d'un conseiller de préfecture pour discuter les affaires qui lui seraient soumises.

Le préfet pourrait convoquer extraordinairement le conseil toutes les fois que le bien du service l'exigerait. Le conseil pourrait appeler auprès de lui les chefs de bureau de la préfec-

3

ture lorsqu'il aurait besoin de leur demander des renseignements.

Tous les ans, le conseil présenterait au préfet un compte-rendu des travaux de l'année et des améliorations obtenues dans les différentes parties du service de salubrité.

Il joindrait à ce rapport un aperçu des travaux et des recherches à faire pour détruire les abus existants.

Selon moi, la première série de travaux dont ce conseil aurait à s'occuper, serait de visiter toutes les maisons occupées par des ouvriers, suspectes d'insalubrité ; il signalerait celles qui seraient *inhabitables*, et l'autorité forcerait les propriétaires à faire les réparations convenables, ou à cesser d'avoir des locataires ; les lieux d'aisance, les escaliers, les ateliers et les chambres à coucher devraient surtout fixer son attention.

Voici les améliorations générales que je proposerais à l'administration ; ces améliorations, qui auraient pour objet d'assainir certains quartiers populeux, auraient aussi pour résultat l'embellissement de la ville. Je sais que l'état des finances de la commune ne permet pas d'entreprendre des travaux importants ; mais ne pourrait-on pas arriver au but que je propose successivement ? Par exemple, consacrer à ces améliorations la somme de cent mille francs par an, pendant un certain laps de temps ; ou bien ne serait-il pas possible d'organiser une société en commandite, qui se chargerait d'exécuter immédiatement tous les travaux ? Je soulève ici une question d'utilité publique, qui est digne des méditations sérieuses de nos administrateurs ; je ne me dissimule pas que les difficultés pour la résoudre sont grandes ; mais il est urgent de s'en occuper ; et je suis convaincu que dès à présent il y a quelque chose à faire.

Vieille-Monnaie. — Je couperais ce foyer d'infection par une large rue qui, faisant suite à celle Montant-Manigne, irait déboucher sur la place de la Boucherie, entre les rues du Collège et des Vieilles-Murailles. Une autre voie traverserait ce quartier en partant du boulevard de la Promenade, en face la maison Delor, et irait aboutir à la rue Poulaillère. Les maisons de ces deux artères seraient bâties sur un plan uniforme.

Place du Marché. — La place des Bancs est trop petite pour sa destination ; je proposerais de mettre à l'alignement des maisons Reculès et Chapoulaud celles de MM. Berthet, Marmignon et autres.

Boucheries. — Les petites rues qui aboutissent à la place des Bancs sont si étroites, que ce marché est inabordable les jours où il y a affluence de maraîchers : il serait utile d'ouvrir une large voie sur l'emplacement des maisons Chicou, Ville-telle et Martin ; elle traverserait le quartier de la Boucherie, qu'elle couperait en deux ; et, laissant Saint-Aurélien à gauche, elle aboutirait sur le boulevard Sainte-Catherine, en face des jardins de M. Desalles, où plus tard on pourrait construire un hôtel de ville spacieux et convenablement approprié à sa destination.

Viraclaud. — Limoges a besoin d'une caserne d'infanterie ; il me semble qu'il

serait à propos de l'édifier sur l'emplacement des rues Viraclaud, Vigenaud, So-
retas et Mallemanche. Le premier avantage
de cet établissement serait de détruire un
des quartiers les plus insalubres de la ville.

**Rue Jauvion et place de la Mo-
the.** — Sur le terrain occupé par la rue
Jauvion, on pourrait construire une belle
galerie couverte, qui relierait la place des
Bancs à celle de la Mothe, au moyen d'une
rampe établie sur l'emplacement de la maison Nivet-Fontaubert. Il faudrait niveler
la place de la Mothe, en prenant pour base
la rue Pennevayre, et bâtir au milieu une
halle aux poissons qui offrirait toutes les
garanties de salubrité. Une seconde rampe
serait établie dans le coin qui fait face à la
Boucherie, pour en sortir de ce côté.

Urinoirs, Latrines publiques. —
A Limoges, les hommes ont une habitude
mauvaise sous le rapport de la salubrité,
et blessante sous celui de la décence, je
veux parler de l'usage qu'on a d'uriner en
plein jour sur le premier endroit venu de

la voie publique. Par suite de cette habitude grossière, les murs d'un grand nombre de maisons sont continuellement imprégnés d'urine; ils exhalent une odeur fétide et deviennent des foyers d'infection.

Sur les places publiques, beaucoup de gens ne se contentent pas d'uriner, ils couvrent les abords des murailles de leurs déjections stercorales. Je prendrai pour exemple la place d'Orsay : cette promenade, la plus belle, la plus agréable que nous possédions, est entièrement bordée d'une ceinture d'ordures qui en font un véritable cloaque. Cet état de choses, dû d'abord à l'incurie de la police, a aussi pour cause l'abandon immérité de cette promenade par nos belles dames, qui ne font pas preuve de bon goût (qu'elles me pardonnent cette expression) en préférant au grand air et au coup-d'œil pittoresque de la place d'Orsay, la vue de quelques baraques et l'air confiné de celle de la République. Il serait à désirer que la place d'Orsay fût mieux tenue, et qu'un agent spécial de police fût chargé de la surveillance de cette promenade.

Pour obvier aux inconvénients que je

viens d'énumérer, il serait utile d'établir des latrines et des urinoirs publics aux abords des établissements et des lieux les plus fréquentés, notamment dans le voisinage du théâtre, du palais de justice et de la place des Bancs.

Je terminerai ce chapitre en citant un savant dont l'autorité en semblable matière ne sera pas mise en doute :

« Les moyens propres à assurer la salu-
» lubrité des villes sont, les uns préven-
» tifs, les autres curatifs. Les premiers
» consistent à diminuer la masse des ma-
» tières organiques qui pénètrent dans le
» sol : tels sont l'établissement des sépul-
» tures et dès voieries loin des villes ; la
» bonne construction des fosses d'aisance ;
» le lavage incessant des ruisseaux des rues
» par les fontaines ; la multiplication des
» égouts, dans lesquels devront se trouver
» les conduits d'eau et ceux du gaz de l'é-
» clairage.

» Les moyens curatifs sont de trois or-
» dres : par les uns, on fait arriver l'oxi-
» gène atmosphérique et la lumière par-
» tout où existent des matières organiques

» susceptibles de devenir insalubres par un
» commencement de décomposition. Par
» l'influence réunie de ces deux agents, les
» matières dont il s'agit se brûlent lente-
» ment et se transforment en eau , en
» acide carbonique et en azote. C'est à cet
» ordre de moyens qu'appartiennent l'é-
» largissement des rues, l'agrandissement
» des cours, etc. Un second moyen d'assai-
» nissement est le percement de puits, où
» l'eau se renouvelle avec facilité, et où l'on
» puise incessamment. En effet, cette eau
» reçoit directement l'action de l'oxigène
» atmosphérique. Toutefois, l'efficacité de
» ces puits est fort limitée, à raison des
» conditions qu'ils offrent dans les cités po-
» puleuses dont le sol est infecté. Les plan-
» tations constituent un troisième moyen
» d'assainissement et de purification du
» sol, puisque les arbres ne peuvent s'ac-
» croître qu'en y puisant des matières
» altérables, causes prochaines ou éloignées
» d'infection. Mais ces plantations doivent
» être faites avec intelligence quant au
» nombre, à la répartition, et même au
» choix des arbres. Il importe, en effet,
» que les racines puissent, tout en s'éten-

» dant assez, satisfaire aux besoins du dé-
» veloppement des espèces qu'on plante,
» sans jamais être exposées à atteindre un
» sol infecté où l'oxigène atmosphérique ne
» pourrait pas pénétrer.

» Chevreul. »

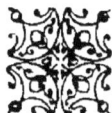

CONDITIONS SANITAIRES

DES CAMPAGNES

DANS LE DÉPARTEMENT

DE LA HAUTE-VIENNE.

'ÉTAT de misère dans lequel vivait le paysan limousin, il y a cinquante ans, n'est plus aussi complet : la fréquentation des villes l'a rendu industrieux, et son petit commerce agricole lui donne quelque aisance ; aussi remarque-t-on une amélioration sensible dans sa nourriture et dans ses vêtements. Cependant son insouciance et son ignorance sont toujours les mêmes : il a pour la propreté une sorte de mépris ; il est singulièrement paresseux pour changer de linge, pour se laver la figure, les pieds etc. C'est par indolence qu'il conserve ces habitudes anti-hygiéniques, qui occasionnent la gale, la plupart des autres maladies de la peau, et engendrent la vermine.

Il est aussi superstitieux qu'autrefois : il croit au loup-garou, il *l'a vu;* il a une confiance inébranlable aux sorciers, aux charlatans et à leurs spécifiques, et il ne réclame les secours de la médecine que lorsque la maladie est désespérée. Je vais indiquer sommairement quelques-unes des pratiques les plus en vogue dans ce département.

Lee jeunes filles qui veulent se marier vont invoquer saint Eutrope à saint-Junien : après une longue procession, elles font plusieurs fois le tour d'une croix et y attachent une jarretière de laine qu'elles ont à la jambe *gauche.*

Les jeunes femmes qui ne sont pas assez tôt dans une *position intéressante*, vont à Saint-Léonard *tirer le verrou*, faire une neuvaine et des aumônes. A St-Victurnien, on met la tête dans un bénitier pour guérir de l'aliénation mentale et de l'épilepsie.

Le patron de Darnac guérit de tous les maux, pourvu qu'on lui lance force pelotons de laine pour faire des bas à M. le curé.

Sous le rapport hygiénique, ces pratiques n'ont pas de bien grands inconvénients; mais il en est d'autres dont les résultats peuvent être d'une certaine gravité. Les nourrices, par exemple, ont la funeste habitude d'employer comme préservatif des convulsions chez les enfants, des pieds d'élan ou des noisettes remplies d'argent vif, et une fois qu'elles ont attaché au cou de leurs nourrissons une de ces amulettes, elles dorment tranquilles et s'inquiètent peu des accidents qui peuvent survenir. C'est dans cette imprudente sécurité qu'est le danger, parce que confiantes en leur spécifique, elles négligent d'appeler le médecin. Combien d'enfants meurent victimes de l'ignorance et des croyances!

Parmi les habitudes dangereuses pour la santé, il faut encore citer les visites aux bonnes fontaines, qui n'ont jamais pour résultat de faire disparaître les maladies qu'on a, mais qui occasionnent souvent des fluxions de poitrine et autres accidents ayant des suites fâcheuses.

Il est à remarquer qu'on rencontre à peu près les mêmes croyances chez tous les peuples ignorants, et il ne sera peut-être pas sans intérêt de parler ici d'une coutume orientale qui n'est pas sans avoir quelque analogie avec les visites aux bonnes fontaines. Je copie textuellement mon journal d'observations pendant mon séjour en Afrique.

Boudjaria, 13 avril 1848.

SACRIFICES.

« . . . .

Le mercredi est le jour consacré pour les sacrifices : Les Maures, les Juifs, mais surtout les femmes de ces deux nations se rendent de grand matin au lieu sanctifié par l'habitude ; pour les habitants d'Alger, ce lieu est sur le bord de la mer, entre le fort des Anglais et la Salpétrière ; il y a là, contre le rocher, un bassin d'eau douce, alimenté par un tout petit ruisseau qui descend de la montagne de Boudjaria.

Pour faire le sacrifice d'une manière convenable et méritoire, il faut de l'encens, de la myrrhe, du benjoin, de la canelle, du mastic, de l'eau de fleurs d'oranger, des bougies, des poules ou un agneau et un petit fourneau portatif garni de charbons ardents.

La personne malade se présente assistée de ses parents ou amis devant la prêtresse, vieille sibylle noire, qui a d'autant plus de clients qu'elle a fait plus de cures merveilleuses. La mère ou la tante du malade pose le fourneau devant la négresse, tandis qu'une autre parente lui offre les bougies et les substances mentionnées ci-dessus. La prêtresse procède régulièrement, comme un simple docteur : elle commence par demander à son client quelle est la maladie dont il est atteint, puis elle allume les bougies qu'elle fixe sur diverses parties du rocher; elle repand l'eau de fleurs d'oranger dans le bassin et jette l'encens et les autres parfums sur des charbons incandescents, en prononçant des paroles cabalistiques; elle prend alors le fourneau avec les deux mains et l'élève vers le ciel en marmottant toujours des paroles incompréhensibles. Cette opération terminée, elle encense le client avec le fourneau, en décrivant, à plusieurs reprises, un cercle devant sa figure, et lui fait des fumigations sur toutes les parties du corps; enfin, elle pose le fourneau entre ses jambes, et l'y laisse quelques instants. Deux poules sont nécessaires pour rendre propice l'être surnaturel qui préside à cette cérémonie : un vieux nègre, qu'on m'a dit être un marabout, les prend, les mouille avec de l'eau de mer, puis les offre à la prêtresse. Celle-ci les fait fumer un moment en les mettant au-dessus du fourneau où brûlent toujours des aromates; elle les présente ensuite au malade qui, après les avoir bien examinées, crache dans leurs becs. La négresse les remet alors entre les mains du marabout, qui les pose à terre, où il les maintient en posant le pied gauche sur leurs jambes pendant qu'il prépare le couteau; puis il leur coupe successivement la tête, sans toutefois la détacher entièrement;

la prêtresse reçoit le sang des victimes dans le creux de la main pour oindre les plaies ou les douleurs. Enfin, le client se lave la figure, les bras et les jambes avec l'eau du bassin, et le sacrifice est consommé.

On sacrifie aussi pour les personnes dont l'état de maladie est trop grave pour se transporter sur les lieux sanctifiés : dans ce cas, on encense les rochers et le bassin; on remplit un alcarazas d'eau sacrée, et l'on recueille le sang des victimes pour faire des frictions sur le corps du malade. »

Dans l'antiquité comme chez les modernes, à toutes les époques et dans tous les pays, il y a eu des charlatans et des fripons qui ont exploité l'ignorance du peuple pour le dominer ou pour lui arracher de l'argent : depuis un an, le charlatanisme a pris des proportions plus larges ; et de même que le paysan de nos campagnes a moins de confiance au médecin instruit qu'au guérisseur qui annonce ses spécifiques à grand renfort de grosse caisse, de même la classe ouvrière des villes a moins de foi aux hommes capables et honnêtes

qu'en certains hommes ambitieux et avi-
des, d'une incapacité notoire et qui devient
ridicule si on considère leurs prétentions.
Ces gens-là ont l'art de flatter le peuple
avec des mots sonores et vides de sens; ils
lui promettent un avenir brillant et toutes
sortes de richesses : *Timeo Danaos et dona
ferentes*, je vous crains, socialistes, même
avec vos philanthropiques théories. Pour
persuader, ils savent quelquefois employer
les paroles sacrées de l'Evangile ; mais le
plus souvent ils nient l'existence de Dieu,
ils l'injurient et livrent son nom à la risée
des hommes ; insensés et orgueilleux! ils
croient se grandir et se faire un nom en
blasphémant la Divinité et en prêchant la
haine; mais l'ouvrier, qu'ils ont trompé et
plongé dans la plus grande misère, commence à ouvrir les yeux; il distinguera
bientôt ses vrais amis, et alors les faux
prophètes rentreront dans leur paresseuse
obscurité.

Laissons là ces digressions et revenons à
notre sujet : Il importe de détruire dans
l'esprit du peuple ces croyances supersti-
tieuses; son bien-être, sa santé l'exigent;

pour y réussir, je ne connais qu'un moyen, c'est de l'instruire ; et je ne connais qu'un homme qui puisse le faire avec succès, c'est le prêtre. Oui, le ministre de Dieu sera cru lorsqu'il dira au paysan, du haut de la chaire de vérité, qu'il compromet sa santé en s'adonnant à des pratiques réprouvées par la raison et condamnées par Dieu.

Les principales causes d'insalubrité dans les campagnes sont la présence, dans le voisinage des habitations, d'immondices, de fumiers, de matières végétales en putréfaction et d'eaux stagnantes. Les maisons sont généralement mal construites, humides, et n'ont qu'un seul appartement au rez-de-chaussée, où l'air et la lumière ne pénètrent que par la porte ou par une petite croisée de trente-cinq centimètres carrés environ ; les murailles sont nues, crevassées ; les lits des habitants sont placés au fond de la chambre, dans l'endroit le plus obscur, les uns à côté des autres.

La nourriture des métayers pourrait être moins abondante et plus assimilable : à partir de la Saint-Michel, ils mangent, le matin, des châtaignes blanchies et un peu de soupe ; le soir, une grosse soupe couverte de légumes, et un plat de pommes de terre, de carottes ou de betteraves. Cette nourriture se continue ainsi jusqu'à la mi-mars, époque à laquelle sont ordinairement finies les châtaignes. Ils font alors trois repas, qui consistent en soupe et ragoût de pomines de terre, le matin ; ragoût avec d'autres légumes, à deux heures, et soupe le soir : cela dure jusqu'aux premiers jours de juin. Les grands jours arrivés, les paysans font quatre repas ; savoir : un le matin : fromage ou omelette avec du vin (ils ont presque tous une barrique de vin pour cette saison) ; à midi, une forte soupe et un ragoût de porc salé ; à trois heures, des *galetous* avec du fromage ; le soir, avant de se coucher, soupe et légumes.

Un grand nombre de cultivateurs pourraient mieux vivre s'ils ne s'adonnaient pas à l'ivrognerie, ce vice honteux qui dégrade l'homme, l'abrutit, et augmente le

nombre et l'intensité des maladies. Le car-
naval est dignement fêté par eux ; le repas,
qui se compose de viandes rôties, de pâtés
de chair de porc et de tourtes de prunes,
commence à six heures du soir et se pro-
longe jusqn'à deux ou trois heures du matin : on y boit, on y mange beaucoup, on
chante passablement, et tous les convives
sont malades le jour des cendres.

Le paysan ne mange de viandes de boucherie que les jours de grandes fêtes, et
quelquefois le dimanche; son pain est composé de farine de seigle dont on n'a pas
séparé le son; il est mal fermenté, très
lourd et peu nourrissant.

Il serait possible avec des soins, de la
prévoyance et un peu de bonne volonté de
la part des propriétaires, d'améliorer le
sort des cultivateurs ; il faudrait, pour cela,
commencer par assainir l'air tant à l'exté-
rieur que dans l'intérieur des habitations
et diminuer ainsi les causes de maladies; il
s'agirait, pour arriver à ce résultat important, de pratiquer dans les maisons de

larges ouvertures qui donneraient un libre accès à l'air et à la lumière ; de ne pas laisser séjourner, dans leur voisinage, des fumiers ou des substances organiques en putréfaction ; combler, à l'approche des villages, les excavations où les eaux pluviales se rassemblent pendant l'été et forment des espèces de mares ; nettoyer, au moins une fois par année, les réservoirs des eaux stagnantes qui, par leur proximité des habitations, pourraient exhaler des vapeurs nuisibles ; il faudrait, enfin, assainir les lieux marécageux en pratiquant des irrigations bien ordonnées.

Quant à la nourriture, il serait surtout utile d'enseigner aux habitants des campagnes à faire de meilleur pain : ils pourraient employer des farines mieux bluttées, un levain de bonne qualité et en quantité suffisante, afin d'avoir une fermentation complète ; le pétrissage ne devrait pas être fait par des femmes, qui n'ont pas la force de malaxer, de soulever et de soumettre la pâte aux différents mouvements qui constituent cette opération.

La galette de sarrasin entre pour une

trop grande proportion dans la nourriture
du cultivateur ; c'est un aliment lourd et
indigeste qu'il serait possible de remplacer
avec avantage par le *pila*, bouillie de maïs
agréable au goût et d'une digestion facile.

Enfin, il serait nécessaire de faire entrer
la viande et le vin dans la composition de
son principal repas : je suis convaincu
qu'il est possible, dans l'état de choses ac-
tuel, de mettre nos laboureurs au régime
confortable du bon pain, de la viande et
du vin ; mais pour atteindre ce but il ne
faut pas les abandonner à eux-mêmes ; il
importe que les propriétaires éclairés se
souviennent que le flambeau ne doit pas
être mis sous le boisseau, et que les connaissances qu'ils ont acquises doivent être
utilisées pour le bien-être des travailleurs ;
il est de leur devoir, et même de leur intérêt, de mettre en pratique les nouvelles
découvertes, par exemple, celles qui trai-
tent de l'engrais des bestiaux. Le peuple,
et j'entends par là l'universalité des citoyens, ne sera pas matériellement heu-
reux tant que la viande se vendra plus de
quinze centimes et la graisse plus de qua-
rante centimes le demi-kilogramme.

CONSEILS HYGIÉNIQUES.

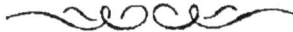

N'HABITEZ pas une maison humide.
Faites choix d'un appartement spacieux, bien aéré et accessible à la lumière
du ciel.

Ne laissez dans votre chambre rien qui
puisse répandre des odeurs bonnes ou
mauvaises.

Ne placez pas votre lit dans une alcove,
et si vous ne pouvez mieux faire, ayez
soin de tenir les rideaux constamment ou-
verts, afin de ne pas respirer un air confiné pendant votre sommeil.

Couchez sur des matelas de crin ou de
laine ; le duvet est malsain.

4

Ne prenez jamais plus de sept ou huit heures de sommeil.

Ne laissez jamais séjourner d'ordures ni d'immondices dans vos appartements.

Dans aucun cas, ne dormez les fenêtres ouvertes, même dans la saison la plus chaude.

Ne vous exposez pas aux courants d'air.

Pratiquez la propreté dans toutes les circonstances : changez souvent de linge ; lavez-vous la figure et les mains au moins une fois par jour, et les pieds tous les huit jours.

Prenez un bain tous les mois, plus souvent si vos moyens vous le permettent.

Ayez des habits larges, propres et appropriés à la saison.

En hiver, ne sortez jamais sans avoir un vêtement supplémentaire.

Les habits mouillés suppriment la transpiration par leur fraîcheur et par l'humidité dont ils sont imbibés ; ils causent, tous les jours, des fièvres, des rhumatismes et d'autres maladies plus ou moins dangereuses; combattez les mauvais effets qu'ils peuvent produire en changeant promptement, et, s'il n'est pas possible de le faire, continuez à agir jusqu'à ce que les habits soient secs.

Ne vous plongez pas dans l'eau froide quand vous êtes en sueurs.

Ayez des repas réglés; évitez toute sorte d'excès, et principalement ceux de table.

Il est du devoir d'une mère de nourrir son enfant si elle n'est affectée d'aucune maladie, d'aucune passion transmissible avec le lait, et si elle remplit du reste les conditions qui constituent une bonne nourrice.

Si des raisons majeures l'obligent à confier son enfant en des mains étrangères, elle doit choisir une nourrice âgée de dix-huit à vingt-huit ans, qui soit bien portante et née de parents sains; qui ait les mamelles bien prononcées et les bouts bien fermés; de belles dents et l'haleine douce;

que son lait n'ait pas plus de six à huit mois ; qu'elle ne soit adonnée ni à la colère, ni à l'ivrognerie. Il faut encore qu'elle ait beaucoup d'ordre, de propreté ; que sa nourriture soit bonne, son habitation saine, bien aérée et placée dans une bonne exposition.

Accoutumez vos enfants à des aliments simples ; faites-les manger quatre ou cinq fois par jour ; entremêlez leurs repas de jeux et d'exercices, vous pourrez alors compter qu'ils ne seront pas sujets aux indigestions. Evitez de leur donner des pâtisseries et des sucreries : toutes les friandises blasent leur goût, affaiblissent leur estomac et sont la source de nombreuses maladies.

Si vous tombez malade, appelez un médecin dès le principe de votre indisposition ; n'écoutez pas les charlatans et les guérisseurs, ils sont la plupart du temps ignorants, et toujours fripons.

Fuyez les magnétiseurs et leur science occulte. Croyez-moi, le médecin *seul* a des connaissances spéciales pour guérir une maladie, et vous commettez une grave imprudence en consultant des personnes qui n'ont pas fait d'études médicales ; vous vous exposez à des accidents que vous ne pouvez prévoir, et qui ont souvent des suites fâcheuses.

SECOURS A DONNER AUX NOYÉS.

Envoyez chercher immédiatement un médecin.

En attendant son arrivée, déshabillez rapidement le noyé ; couchez-le sur le.dos, un peu tourné du côté droit ; débarrassez la bouche et le nez des mucosités qui peuvent s'y trouver, en tenant la tête un peu penchée pour laisser écouler le liquide qui souvent est contenu dans la trachée. Réchauffez promptement le malade en promenant sur toutes les parties du corps des briques ou des fers à repasser convenablement chauffés et pliés dans un linge. Frictionnez-le avec de la flanelle chaude imbibée d'eau-de-vie ou d'eau de Cologne. Faites-lui respirer des odeurs fortes. Dans tous les cas, gardez-vous bien de mettre en usage la coutume populaire de suspendre le noyé par les pieds.

FIN.

TABLE DES MATIÈRES.

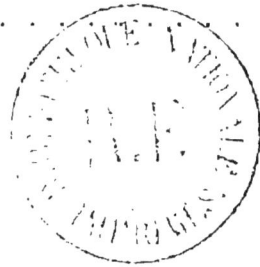

FIN DE LA TABLE.

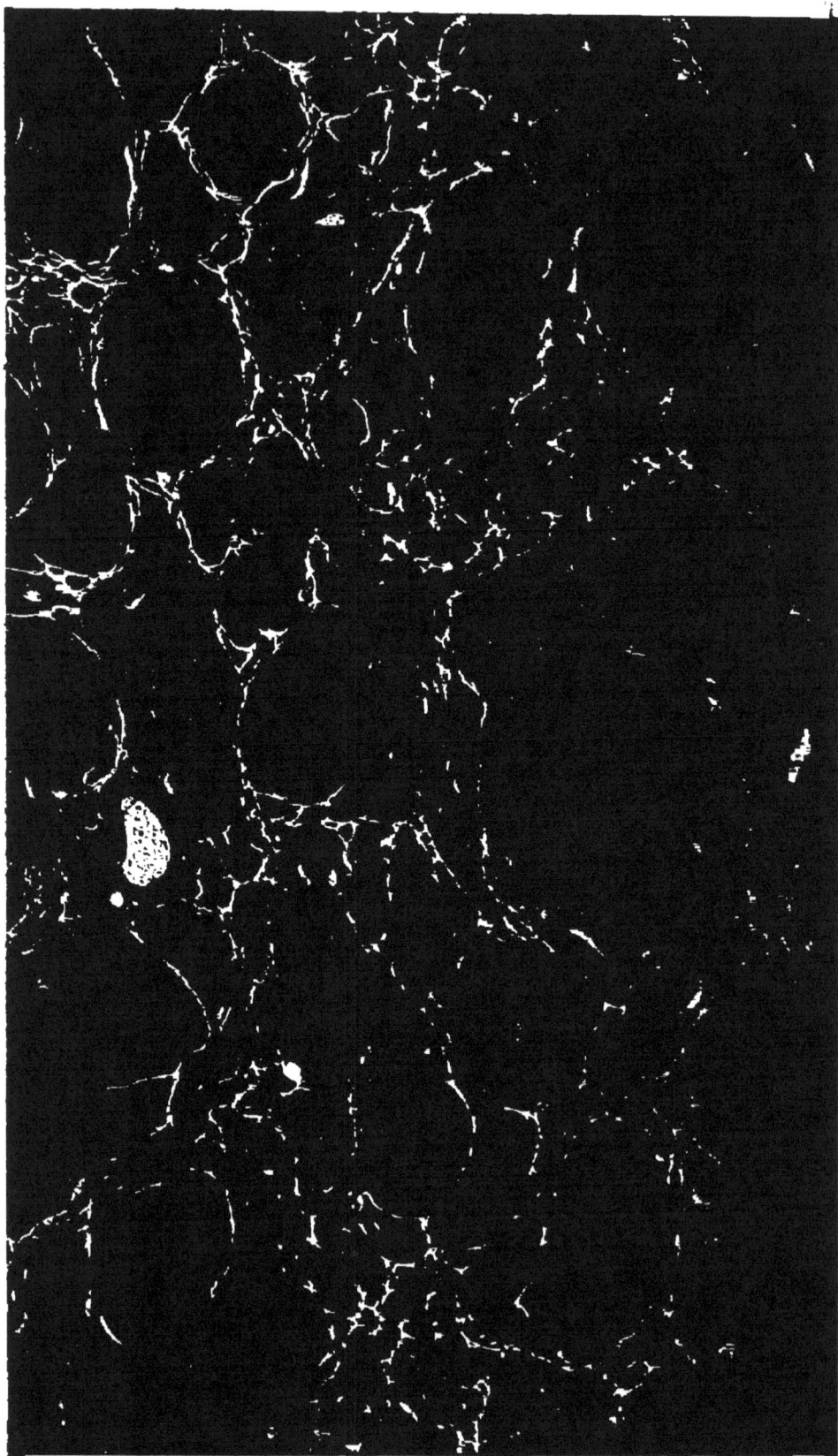

www.ingramcontent.com/pod-product-compliance
Lightning Source LLC
Chambersburg PA
CBHW071242200326

41521CB00009B/1592